Sanjuana Viridiana Rayas Ontiveros

Incidência de barotrauma e fatores associados em neonatos

Sanjuana Viridiana Rayas Ontiveros

Incidência de barotrauma e fatores associados em neonatos

ventilado mecanicamente na unidade de terapia intensiva

Imprint

Any brand names and product names mentioned in this book are subject to trademark, brand or patent protection and are trademarks or registered trademarks of their respective holders. The use of brand names, product names, common names, trade names, product descriptions etc. even without a particular marking in this work is in no way to be construed to mean that such names may be regarded as unrestricted in respect of trademark and brand protection legislation and could thus be used by anyone.

Cover image: www.ingimage.com

This book is a translation from the original published under ISBN 978-3-639-60287-6.

Publisher:
Sciencia Scripts
is a trademark of
Dodo Books Indian Ocean Ltd. and OmniScriptum S.R.L publishing group

120 High Road, East Finchley, London, N2 9ED, United Kingdom
Str. Armeneasca 28/1, office 1, Chisinau MD-2012, Republic of Moldova, Europe
Printed at: see last page
ISBN: 978-620-5-71752-3

Conteúdos

SÍNTESE

O **objectivo** deste estudo foi identificar a frequência do barotrauma e os seus factores associados em recém-nascidos com ventilação mecânica, bem como as patologias associadas. O **material e métodos** utilizados foram um desenho transversal descritivo prospectivo que incluiu todos os registos de recém-nascidos hospitalizados na unidade de cuidados intensivos neonatais durante o período de 01 de Novembro de 2015 a 31 de Outubro de 2016 que preencheram os critérios de inclusão. Em termos de **resultados** de um total de 282 registos de recém-nascidos admitidos na UCIN durante o período do estudo, havia 23 pacientes (8,1%) com pneumotórax; contudo, apenas 10 deles (3,5%) preenchiam os critérios de inclusão. 60% (6/10) eram do sexo feminino, 40% (4/10) do sexo masculino. 40% (4/10) pesavam menos de 1000 gramas, 20% (2/10) pesavam entre 1000 e 1500 gramas. 10 % (/10) pesando entre 1500 e 2500 gramas, 30% (3/10) pesando mais de 3000 gramas. 10% (1/10) com Apgar de 0 a 5 minutos, 90% (9/10) com Apgar de mais de 7 pontos. 30% (3/10) não receberam surfactante pulmonar, 10% (1/10) de termo, 90% (9/10) de pré-termo, dos quais 3 recém-nascidos foram extremamente pré-termo. A patologia associada mais frequentemente encontrada foi RDS em 80% (8/10) dos pacientes e asfixia perinatal em 40% (4/10) dos recém-nascidos. 50% (5/10) dos doentes morreram como complicação do pneumotórax e 50% tiveram alta. **Conclusões.** Na nossa instituição a frequência do pneumotórax é baixa na unidade de cuidados intensivos neonatais. Entre os riscos mais importantes na história perinatal estavam a prematuridade e o baixo peso à nascença. Verificou-se que a patologia associada ao pneumotórax era RDS e asfixia perinatal. Não houve predominância de envolvimento pulmonar direito ou esquerdo, ambos foram igualmente afectados. Todos os doentes com pneumotórax foram submetidos a uma mini-selagem e posteriormente à colocação de tubos pleurais. Cinquenta por cento dos doentes morreram como uma complicação do pneumotórax. Não houve diferença entre os doentes que receberam surfactante pulmonar e os que não o receberam. Não houve diferença no PMVA superior ou inferior a 10 cmH2O.

(Palavras-chave: Pneumotórax, ventilação mecânica, recém-nascido)

AGRADECIMENTOS

A gratidão por este projecto vai antes de mais a Deus por tudo o que Ele me deu e por me ter permitido chegar onde estou.

À minha família, às minhas filhas Ximena e Fátima, à minha mãe, ao meu pai, às minhas irmãs, pelo seu apoio até ao último minuto dos meus estudos.

Graças aos professores Dra. Lizzeta e Dra. Roselia pelos 3 anos que dedicaram ao nosso ensino como pediatras.

Ao Dr. Camacho, ao Dr. Lulu e aos professores que estiveram atentos ao desenvolvimento e direcção desta tese.

Agradeço também ao Consejo Nacional de Ciencia y Tecnología^a (CONACyT) pelo seu apoio durante a minha residência médica.

INTRODUÇÃO

Antes dos anos 60, os bebés prematuros com doenças pulmonares graves tinham uma mortalidade elevada porque a tecnologia não estava disponível tanto para apoio ventilatório como farmacológico, pelo que o tratamento consistia em medidas gerais de apoio.

Até à introdução da ventilação mecânica (VM) com equipamento de ventilação biomédica, os recém-nascidos pré-termo, bem como os recém-nascidos a termo com comprometimento respiratório e imaturidade pumonária, tinham mais probabilidades de sobreviver. Hoje em dia, a VM é o tratamento padrão para recém-nascidos com graves problemas respiratórios.

De acordo com as condições hospitalares e a disponibilidade tecnológica onde nasce um recém-nascido com comprometimento respiratório, há uma taxa de sobrevivência diferenciada; no caso dos países emergentes, a sobrevivência de um recém-nascido com peso à nascença inferior a 1.000 gramas depende das condições e da disponibilidade tecnológica e do pessoal de saúde formado no cuidado de recém-nascidos prematuros e extremamente prematuros (Soto et al, 2013).

No tratamento da VM, existem factores associados ao desenvolvimento de complicações inerentes como o barotrauma, um fenómeno relacionado com a utilização de picos de pressão inspiratória superiores a 30 mmHg, a inversão da relação de tempo inspiratório, entre outros (Avila et al., 2000).

A maior mortalidade e morbilidade neonatal ocorre em recém-nascidos muito imaturos. Sendo a insuficiência respiratória a principal causa de morte, uma elevada percentagem de bebés prematuros necessita de VM (Bonillo, 2003).

O pneumotórax, a forma mais frequente de barotrauma associado à VM, pode causar uma morbilidade e mortalidade de 43% nas UCNI (Avila RR et al., 2000).

A associação de parâmetros ventilatórios elevados com o desenvolvimento de barotrauma em recém-nascidos é significativa. A probabilidade de barotrauma aumenta quando os parâmetros ventilatórios são elevados, a fim de manter uma oxigenação óptima para o neonato com MT (Avila RR et al., 2000).

No estudo de Ávila et al. (2000) 74% (47/63) dos pacientes que tiveram uma sonda intrapleural colocada com uma duração média de 5 ± 4 dias, o hemitórax afectado foi o hemitórax direito em 66%, o esquerdo em 12,6% e o bilateral em 15,8%.

Desta série, os diagnósticos de recém-nascidos associados ao vulutrauma foram:

doença da membrana hialina 40 e síndrome de aspiração de mecónio 14, pneumonia 3 e 6 outras várias condições pulmonares.

A taxa de mortalidade por volutrauma foi mais elevada para doentes com doença da membrana hialina 17/40 (42,5%) e síndrome de aspiração de mecónio 14 (7,1%). Em relação às pneumonias e outros diagnósticos, não foram registadas mortes. Em recém-nascidos < 38 semanas de gestação, 65% dos recém-nascidos tiveram trauma, 35% dos com mais de 38 semanas. A mortalidade entre estes dois grupos foi de 41% e 4,5%, respectivamente (Avila RR et al., 2000).

OBJECTIVOS

II.1 1 Objectivo geral

Determinar a frequência do barotrauma e seus factores associados em recém-nascidos com ventilação mecânica na Unidade de Cuidados Intensivos Neonatais no Hospital de Especialidades del Nino y de la Mujer de 01 de Novembro de 2015 a 31 de Outubro de 2016.

II.2 2 Objectivos específicos.

> Determinar a frequência do barotrauma.

> Determinar a pressão média das vias respiratórias no momento do pneumotórax.

> Para identificar a idade gestacional dos recém-nascidos com ventilação mecânica e pneumotórax.

> Para identificar o sexo dos recém-nascidos com ventilação mecânica e pneumotórax.

> Identificar o tratamento utilizado no momento da apresentação do pneumotórax.

> Identificar a mortalidade dos recém-nascidos com ventilação mecânica e pneumotórax.

> Peso dos recém-nascidos com ventilação mecânica e pneumotórax.

> Complicação do pneumotórax em recém-nascidos com ventilação mecânica e pneumotórax.

REVISÃO BIBLIOGRÁFICA

II.3 .1 Aspectos históricos.

As primeiras práticas de suporte respiratório datam de 400 AC; Hipócrates descreve a intubação traqueal para ventilação dos pulmões (Porta YS. et al., 2009).

Em meados do século XIX, foram iniciadas diferentes técnicas de intubação e ventilação, sendo os representantes mais relevantes o Drager's Pulmotor (1911) e o Emerson's (1931).

A pressão positiva contínua das vias aéreas foi aplicada pela primeira vez na década de 1930, depois Bennett e Bird desenvolveram técnicas de ventiladores mecânicos em 1960.

Em 1968, a pressão positiva contínua das vias respiratórias foi redescoberta e utilizada com sucesso em recém-nascidos com síndrome do desconforto respiratório.

Outros métodos de ventilação mecânica também foram desenvolvidos, tais como o convencional, pressão positiva, alta frequência, introdução de oxigenação extracorporal de membrana, ventilação líquida, entre outros (Klimek J. et al., 2006).

II.4 .2 Fisiologia respiratória no recém-nascido.

O feto inicia os movimentos respiratórios de 12 a 15 semanas de gestação. No momento do nascimento, há uma mudança abrupta da respiração fetal para a natal.

A primeira ventilação provoca uma queda acentuada e intensa na resistência vascular pulmonar, que continua gradualmente nos primeiros dias de vida à medida que os músculos das arteríolas pulmonares relaxam e amadurecem.

Em circunstâncias normais, a circulação pulmonar do recém-nascido assemelha-se à da circulação adulta tanto nas suas resistências como no seu aspecto histológico após algumas semanas de vida. Os primeiros movimentos respiratórios do recém-nascido fazem com que os alvéolos pulmonares se encham de gás.

A expansão alveolar é, acima de tudo, o que desencadeia a circulação pulmonar funcional, através do efeito mecânico de uma rápida diminuição da resistência arterial pulmonar.

A síntese de óxido nítrico endotelial, desencadeada por PaO_2 elevado, e a libertação de prostaciclina, ambos vasodilatadores pulmonares, também contribuem para a diminuição da resistência vascular pulmonar. As pressões exercidas sobre o pulmão com o primeiro grito variam entre -40 e +80 cmH_2O.

Estas variações podem elas próprias causar a ruptura dos alvéolos pulmonares e consequentemente um pneumotórax (chamado "idiopático"). A relação inadequada entre ventilação e perfusão resulta de um curto-circuito intrapulmonar, o que explica a hipoxemia relativa do recém-nascido [PaO_2 = 60-80 mmHg (em adultos, 95 mmHg)]. A evacuação do fluido pulmonar presente nas vias respiratórias e a interrupção da sua secreção são também indispensáveis, uma vez que o volume secretado a prazo é de cerca de 250 ml/24 horas.

Esta secreção pára dentro de 30 minutos após o nascimento, mas na realidade, a produção de fluido pulmonar diminui antes do nascimento (a percentagem de água no pulmão fetal cai cerca de 75%), no final da gestação e, sobretudo, durante o parto, devido ao grande aumento da concentração de catecolaminas circulantes.

Uma pequena parte da evacuação do fluido pulmonar tem lugar durante a passagem pelo canal genital (compressão torácica exercendo uma pressão de 60-100 cmH_2O no pulmão), com expulsão de uma média de 30 ml de fluido traqueal.

É principalmente devido à reabsorção venosa pulmonar e também linfática (acessória) que ocorre durante as primeiras 2 a 6 horas após o nascimento. O epitélio alveolar pulmonar passa rapidamente da secreção de cloreto para a absorção de sódio, causando um gradiente osmótico que atrai fluido alveolar para o interstício pulmonar e depois para a circulação venosa e linfática pulmonar.

A reabsorção do fluido pulmonar é mediada por um canal de sódio dependente da amilorida, localizado no pólo apical das células epiteliais e que consiste em três subunidades denominadas *a, b* e *c*. Este canal é também expresso no túbulo renal distal e colector, no epitélio colónico distal e nos ductos das glândulas salivares e salivares.

No caso do parto prematuro, a depuração do fluido pulmonar é mais lenta, principalmente devido à hipoproteinemia plasmática; é também mais lenta em bebés nascidos por cesariana antes do início do trabalho de parto (Iniguez et al., 2008).

Figura III.2 Diagrama mostrando a absorção de fluido pulmonar.

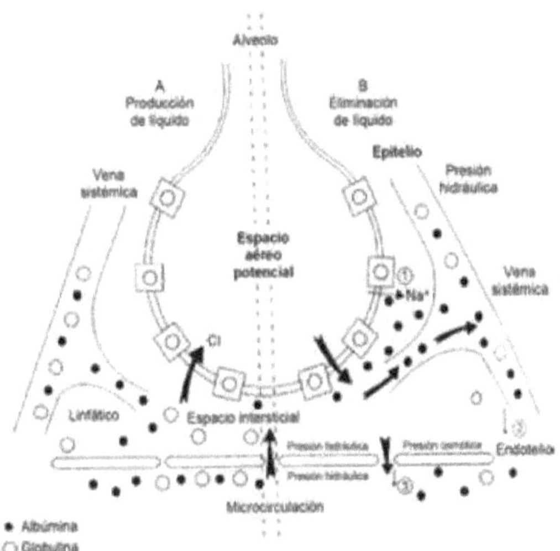

Fonte: Iniguez, F., Sanchez, I. Desenvolvimento pulmonar. Rev. Neumol. Pediatra (3):148-151.

A respiração e ventilação é diferente de acordo com o grupo etário devido a particularidades fisiopatológicas específicas de cada grupo etário, entre as quais se destacam as mais importantes:

1. Uma capacidade reduzida de aumentar o volume inspiratório, o que juntamente com volumes residuais muito baixos favorece o colapso alveolar.

2. No bebé pré-termo, a deficiência em surfactantes leva ao colapso alveolar com perda de alvéolos funcionais, diminuição da conformidade, hipoventilação e aumento de shunts intrapulmonares.

3. Um pequeno calibre de vias aéreas intratorácicas com maior facilidade de obstrução e aumento das resistências intrabrônquicas.

4. Um tempo inspiratório mais curto, o que resulta numa frequência respiratória mais elevada.

5. A presença de shunts fetais (ductus arteriosus persistentes e foramen ovale).

6. A circulação fetal persistente pode levar à hipertensão pulmonar (Bonillo PA, 2003).

111.3 Propriedades da ventilação mecânica.

A ventilação mecânica é o método de suporte de vida até que a função respiratória possa ser restabelecida, o principal objectivo da ventilação é salvar a vida do paciente e prevenir danos pulmonares (Tapia et al., 2012; Montgomery, 1998; Ngerncham, 2005).

No recém-nascido (NB), o apoio ventilatório tem os seguintes objectivos:

❖ Manter uma pressão arterial de oxigénio adequada, evitando o barotrauma.

❖ Aumentar a pressão alveolar.

❖ Diminuir todo ou parte do trabalho de respiração.

❖ Re-expandir a atelectasia alveolar sem ser excessiva em áreas previamente ventiladas ou interferir com a circulação sistémica pulmonar.

❖ Diminuir o consumo de oxigénio do miocárdio (Tapia, 2012); Ngerncham, 2005; Trevisanuto, 2005).

Existem complicações agudas da VM, tais como o deslocamento do tubo endotraqueal, obstrução do tubo endotraqueal por secreções de sangue e brônquios, fuga de ar, superinfecção; embora no recém-nascido o risco de complicações seja maior devido à imaturidade dos pulmões e ao pequeno calibre do tubo endotraqueal e das vias respiratórias.

O pneumotórax ocorre em 10-15% dos recém-nascidos que requerem ventilação mecânica; especialmente em doenças com índice de oxigenação > 20 a 25 (EMH, aspiração de mecónio, pneumonia, etc.) que requerem pressões elevadas nas vias respiratórias (PIP e/ou PEEP elevadas) (Walsh, 1996; Bhutta, 1998).

A utilização de ventilação mecânica acarreta o risco de síndromes de fuga de ar causadas por sobredistensão e ruptura alveolar, um fenómeno anteriormente conhecido como barotrauma, mas hoje em dia alterado para volutrauma, uma vez que o componente real envolvido na lesão alveolar é a sobredistensão devido ao elevado volume corrente. Como parte da gestão ventilatória, as seguintes variáveis ventilatórias foram reconhecidas como factores associados ao desenvolvimento deste fenómeno: pressão positiva de pico, pressão positiva no final da expiração e longo tempo inspiratório.

Os factores predisponentes para o vulutrauma incluem baixo peso à nascença, prematuridade, doença da membrana hialina (HMD), síndrome de aspiração de mecónio (MAS) e outros.

De acordo com a sua apresentação clínica, o volutrauma é classificado em pneumotórax, pneumopericárdio, pneumomediastino, pneumoperitoneum e enfisema intersticial pulmonar. A incidência global de volutrauma é relatada como variando de 6-32%; em pacientes com ventilação mecânica varia de 12-18% (Avila RR et al., 2000).

As complicações mais graves são o pneumotórax e o pneumomediastino, que são causados pela pressão média das vias aéreas (MAPP) exercida sobre as vias aéreas (Lopez CC, 2007).

A pressão média das vias aéreas (MAP) é a pressão média gerada durante todo o ciclo ventilatório mecânico (inspiração e expiração), está relacionada com a quantidade e duração da pressão aplicada, e depende de todos os factores que influenciam a ventilação, tais como a pressão inspiratória de pico (MIP), a pressão positiva no final da expiração (PEEP) e a relação entre o tempo inspiratório (IT) e o tempo expiratório (Te).

A pressão média das vias aéreas é um dos principais determinantes da oxigenação, uma vez que aumenta a pressão alveolar média e promove o recrutamento alveolar.

No entanto, devido ao aumento da pressão intratorácica que também produz, é a causa dos efeitos deletérios da ventilação por pressão positiva no sistema cardiovascular.

A fórmula para calcular a pressão média das vias aéreas é descrita abaixo (ver Quadro III.3).

Tabela III.3 Fórmula para estimar a Pressão Média das Vias Aéreas.

Pressão média V^aAërea (PMVA): Os parâmetros de FR, Ti (tempo inspiratório), PIM (pico de pressão inspiratória), PEEP (pressão expiratória final (+))) podem ser expressos como PMVA pela fórmula:

$$PMVA = \frac{(FR \times Ti \times PIM) + [60 - (FR \times Ti) \times PEEP]}{60}$$

Fonte: Ramos,L., Benito, S. (2012). Fundamentos da ventilação mecânica. Barcelona: Marge Medica Books.

Não menos importante é o PEEP, pois é uma manobra que evita que a pressão das vias aéreas caia para zero no final da fase expiratória, e pode ser combinada com qualquer modalidade ventilatória, seja de substituição total ou parcial.

A principal função do PEEP é manter o recrutamento de unidades alveolares colapsadas ou cheias de fluidos, resultando em maior capacidade residual funcional, melhor equilíbrio ventilação-perfusão, diminuição das manobras intrapulmonares e melhor conformidade pulmonar.

O resultado final é um aumento de PaO_2 e SaO_2, que reduzirá o FIO_2 a valores não tóxicos. A diferença entre os volumes inspirados e exalados reflecte a quantidade de volume recrutado pela PEEP.

Por outro lado, em pacientes com insuficiência ventricular esquerda, a PEEP pode melhorar a função miocárdica reduzindo o retorno venoso e a pós-carga ventricular esquerda.

A principal indicação para PEEP é lesão pulmonar aguda com hipoxemia não responsiva (SDRA).

O PEEP óptimo é considerado o valor que atinge uma oxigenação arterial adequada (PaO_2 > 60 mm Hg) com um FIO_2 não tóxico, sem afectar a hemodinâmica (Ramos LG., 2012).

111.4 Patofisiologia do pneumotórax.

Normalmente, a pressão na cavidade pleural varia entre -2 e -10 cm H_2O no que diz respeito à pressão atmosférica num sujeito em repouso. Esta pressão negativa é causada pela elasticidade pulmonar que tende a colapsar o pulmão e faz com que a pleura visceral tenha tendência a separar-se da pleura parietal.

Os valores mais baixos de pressão (-10 cm H_2O) são produzidos quando a gaiola torácica se expande por inspiração e os mais altos (-2 cm H_2O) por expiração. Esta diferença inspiratória/expiratória aumenta durante o exercício.

Em circunstâncias normais como a manobra de Valsalva, tosse ou defecação, a pressão pleural aumenta para se tornar largamente positiva (40 cm H_2O).

Os órgãos intratorácicos participam nestas mudanças e a pressão e os fluidos movem-se a par com estas variações.

Assim, no sistema circulatório há um maior influxo de sangue do resto do organismo para o coração por inspiração do que por expiração, e nos pulmões o ar circula dentro da via aérea desde os sectores de maior pressão até aos de menor pressão.

A pressão subatmosférica da cavidade pleural sobre a inspiração é transmitida ao pulmão e faz com que o ar seja sugado para os alvéolos. E na expiração, à medida que a pressão nos alvéolos aumenta, o ar é deslocado para o exterior.

Quando ocorre um derrame na pleura visceral, o ar é sugado para a cavidade pleural, a pressão intrapleural aumenta e o pulmão colapsa.

Quando a pressão intrapleural, e portanto intrapulmonar, se torna igual à pressão atmosférica, não há gradiente e o ar deixa de se mover: o paciente deixa de ventilar.

O impacto do aumento da pressão intrapleural no sistema cardiovascular, especialmente nas grandes veias do tórax e dos átrios, leva a uma diminuição do retorno venoso e pode resultar em insuficiência cardíaca.

As fugas de ar são causadas por uma alteração desproporcionada das pressões transpulmonares resultando em lesões no epitélio respiratório, o que permite a passagem de ar das vias aéreas para o parênquima do tecido pulmonar (Soris et al., 2013).

Quando o ar entra no tecido pulmonar e, dependendo da intensidade da lesão e da sua localização no pulmão, pode migrar para a pleura (pneumotórax), mediastino (pneumomediastino), tecido intersticial (enfisema intersticial), vasos (embolia aérea), pericárdio (pneumopericárdio), peritoneu (pneumoperitoneu) ou tecido celular subcutâneo (enfisema subcutâneo).

As fugas de ar mais frequentes no recém-nascido são pneumotórax, pneumomediastino e enfisema intersticial (Solis et al., 2013).

Figura III.4.A Diagrama representativo do pneumotórax.

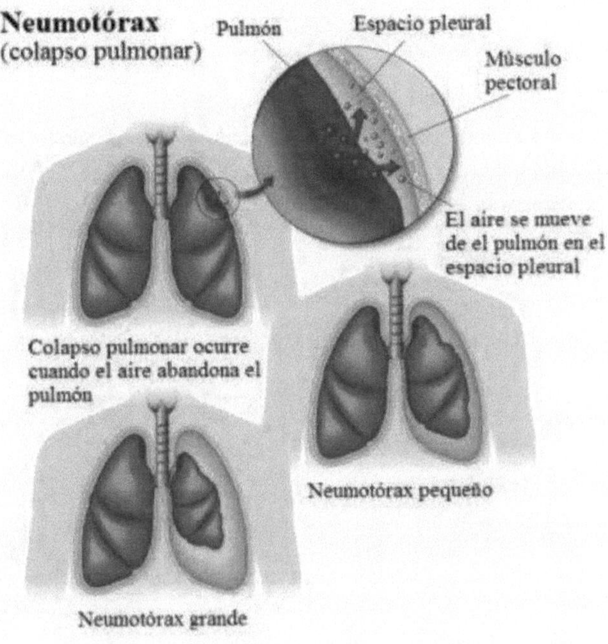

Fonte: Klaus e Fanaroff. Cuidados com o recém-nascido de alto risco. 5ª edição, 2001.

A cavidade pleural é um espaço virtual limitado pelas membranas pleurais parietal (pleura parietal) e visceral (pleura visceral).

Em condições fisiológicas, o espaço pleural ou cavidade mantém uma pressão interna negativa, que evita o colapso pulmonar e contém o mínimo de fluido pleural que impede o atrito entre as duas pleuras. Quando o ar entra na cavidade pleural, a pressão interna é modificada e o pulmão ipsolateral tende a colapsar (SoHs et al., 2013).

Pneumotórax é a presença de ar no espaço pleural, que pode ocorrer devido à comunicação entre os espaços pleural e alveolar, à comunicação directa entre a atmosfera e o espaço pleural, ou à presença de um organismo produtor de gás no espaço pleural.

Meios:

um pneumotórax espontâneo primário é aquele em que não há nenhuma clínica ou evidência de doença pulmonar subjacente, trauma ou iatrogénica

o O pneumotórax espontâneo secundário está associado a doença pulmonar pré-existente (obstrutiva, intersticial, tumoral ou infecciosa), tipicamente em doença pulmonar obstrutiva crónica.

o Pneumotórax provocado, utilizado no passado na tuberculose para induzir uma resposta para fins terapêuticos.

o Pneumotórax traumático, que é devido a trauma directo ou indirecto, penetrante ou não penetrante no tórax.

o Pneumotórax iatrogénico, que ocorre como resultado não intencional de uma manobra de diagnóstico ou terapêutica.

De acordo com o grau de colapso pulmonar ou volume de ar acumulado, é leve quando o tamanho é < 20%, moderado de 20 a 40% e maciço > 40% (Sainz MB, 2013).

Figura III.4.B Imagem das alterações de ventilação no pneumotórax.

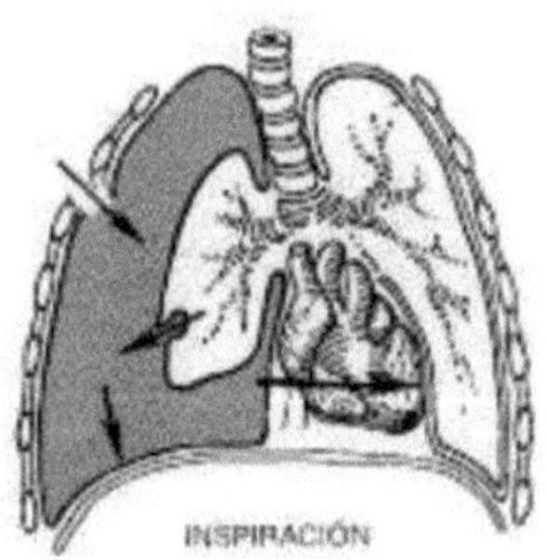

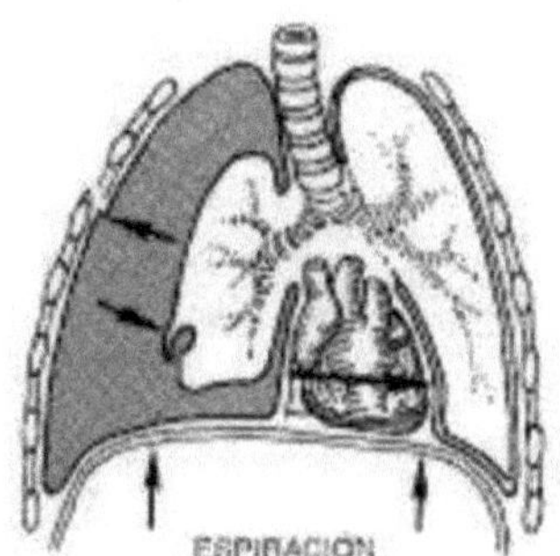

Fonte: Cirug^a. Atenção aos traumatizados. Romulo Soler Vaillant. Havana. Ed. Ciencias Medicas 2011 .pp198.

111.5 Aspectos clínicos do barotrauma

O pneumotórax de tensão é uma emergência médica e causa uma rápida deterioração do estado do paciente. Pode estar associado aos seguintes sinais e sintomas: cianose, hipoxia, taquipneia, bradicardia, aumento súbito da pressão arterial sistólica, diminuição dos pulsos periféricos, hipotensão, tórax assimétrico (protusão do lado afectado), diminuição dos sons respiratórios do lado afectado e deslocamento do pico de choque cardíaco para o lado oposto ao pulmão afectado (Flores NG, 2006; Henry M., 2003).

Os doentes podem progredir para a insuficiência cardíaca, com aumento da pressão venosa central, diminuição da pré-carga e diminuição do débito cardíaco. Em neonatos ventilados mecanicamente que apresentam dessaturação subaguda e descompensação hemodinâmica, deve suspeitar-se de pneumotórax (Flores NG, 2006).

Figura III.5 Diagrama de um recém-nascido com pneumotórax.

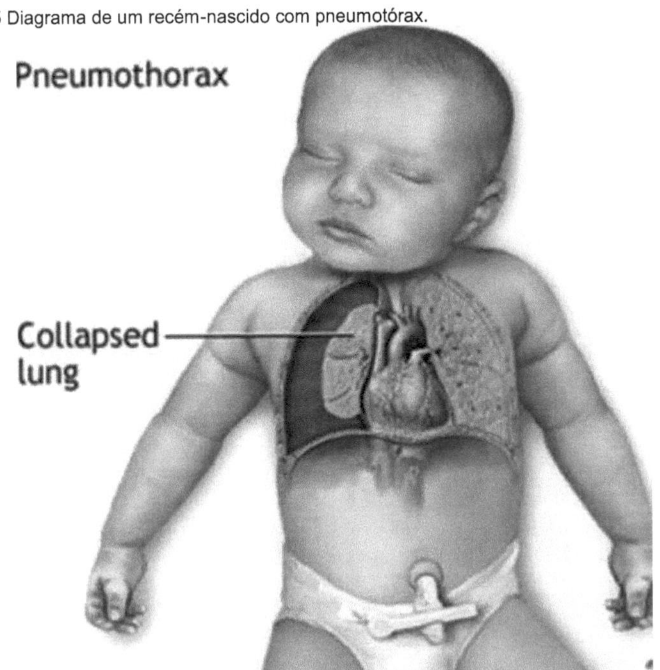

Fonte: Klaus e Fanaroff. Cuidados com o recém-nascido de alto risco. 5ª edição, 2001.

111.6 Exploração ffsica

Os resultados clínicos podem ser normais no exame quando o pneumotórax é pequeno. Num pneumotórax maior, as seguintes constatações podem ser encontradas no exame físico:

❖ Inspecção: Hiperinsuflação e diminuição do movimento do hemitórax afectado.

❖ Auscultação respiratória: diminuição ou abolição do sopro vesicular no hemitórax afectado, embora isto possa ser difícil de detectar em doentes com enfisema pulmonar. Diminuição da transmissão de voz.

❖ Auscultação cardíaca: taquicardia. Sinal de Haman (esfregar ou estalar durante o s^stole cardíaco e a diástole) quando associado a pneumomediastino. Alterações na disposição dos focos de auscultação cardíaca em pneumotórax de tensão.

❖ Percussão: Timpanismo.

❖ Palpação: Vibrações vocais diminuídas. Palpação hepática devido ao achatamento diafragmático e ao deslocamento do Mgado.

Figura III.6 Esquema de Pneumotorax

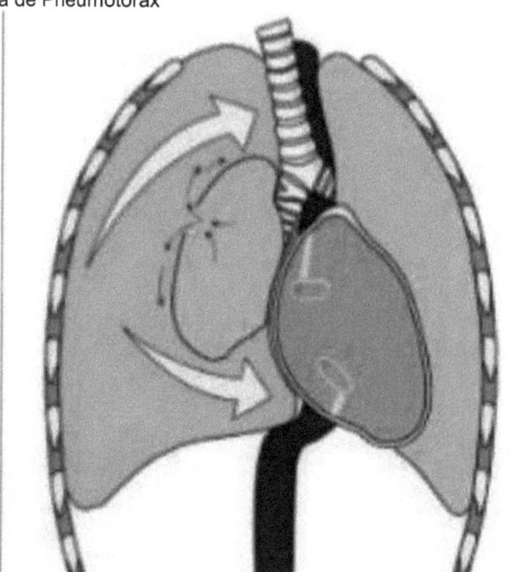

Fonte: Cirugia. Atenção aos traumatizados. Romulo Soler Vaillant. Havana. Editorial Ciencias Medicas 2011 .pp198.

111.7 Outras conclusões

Gasometria arterial: Hipoxemia arterial com aumento da diferença de oxigénio alveolar-arterial e hipocapnia (secundária à hiperventilação) com alcalose respiratória.

O grau de hipoxemia está relacionado com a extensão do pneumotórax e com a presença de doença pulmonar subjacente. Assim, em pequenos pneumotórax primários espontâneos, os gases do sangue arterial são normalmente normais. No entanto, no pneumotórax secundário espontâneo e no pneumotórax de tensão, pode estar presente uma hipoxemia grave.

Electrocardiograma: As alterações do electrocardiograma são raras, embora no pneumotórax maciço esquerdo, a presença de ar possa causar uma diminuição da tensão do complexo QRS e uma inversão da onda T.

111.8 Diagnóstico

Os sintomas e o exame físico permitem um diagnóstico de suspeita e confirmação com a experiência clínica. O diagnóstico de certeza é fornecido pela radiografia póstero-anterior do tórax identificando a Knea da pleura visceral, com ausência de rede vascular periférica, para além dos achados de hipoventilação.

Outros achados radiográficos podem incluir:

> Pulmão colapsado de magnitude variável

> Tensão pneumotórax: deslocamento do mediastino em direcção ao lado contralateral e depressão ipsilateral do diafragma (achatamento ou mesmo inversão da sua curva).

> Enfisema mediastinal e subcutâneo.

> Búlgaro ou alargamento do diâmetro anteroposterior do tórax afectado.

> Pneumotórax parcial: ocorre quando há aderências entre a pleura parietal e visceral, que impedem um colapso homogéneo do pulmão (Henry M., et al., 2003).

A TC ao tórax é o teste de diagnóstico mais sensível, embora não seja rotineiramente recomendada para pneumotórax.

Pode ser indicado em suspeita de doença pulmonar subjacente, em pneumotórax recorrente, em fuga de ar persistente, ou para planear o tratamento cirúrgico do pneumotórax (Baumann MH., et al., 2001).

Figura III.8 Radiografia de um recém-nascido com pneumotórax.

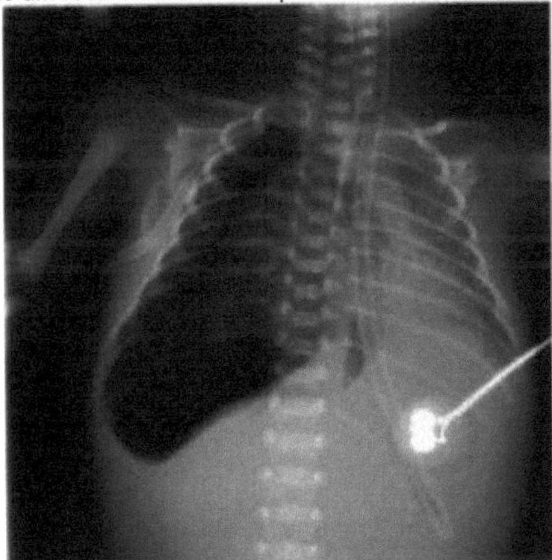

Fonte: Klaus e Fanaroff. Cuidados com o recém-nascido de alto risco. 5ª edição, 2001.

111.9 Tratamento

O tratamento deve cumprir dois objectivos fundamentais:

> Reexpansão pulmonar

> Prevenção de recidivas

A escolha do tratamento inicial dependerá do tamanho do pneumotórax, da situação clínica do doente e da existência de doença pulmonar subjacente (Henry M., et al., 2003).

Existem pequenos pneumotóraxes, muitas vezes menos de 15% do hemitórax afectado, que não provocam problemas respiratórios significativos e não deslocam o mediastino na radiografia do tórax.

Este tipo de pneumotórax não requer qualquer outro tratamento médico para além da observação e avaliação contínua.

A utilização de suplementos de oxigénio em concentrações elevadas na incubadora para produzir uma chamada lavagem com nitrogénio, que ajudaria a reabsorver o ar pleural ectópico nestes pneumotóraxes geridos de forma conservadora, está actualmente fora de uso devido à sua toxicidade em bebés em risco.

Os grandes pneumotóraxes, com repercussões clínicas, que colapsam o pulmão ipsolateral e deslocam o mediastino para o lado contralateral, requerem tratamento com drenagem (Cardona MC., et al., 2012; Centelles I., 2008).

Podem ser distinguidos três tipos de drenagem possível:

1. Bomba de agulha ou aspiração de angiocateter: utilizada em casos de pneumotórax menor ou, pelo contrário, como medida urgente em caso de pneumotórax de tensão com risco de vida. Utiliza-se uma agulha calibre 22-24 G ou angiocateter 18-20 G, ligada por uma chave de 3 passos a uma seringa de 10 ml com 5-6 ml de água dupla destilada ou soro fisiológico como selo de segurança. A inserção da agulha na cavidade pleural cheia de ar resultará no aparecimento espontâneo de ar na seringa, que deverá ser esvaziada após o fecho da torneira de 3 passos, a fim de continuar a drenagem.

2. Cateter de drenagem de pequeno diâmetro: quer pela técnica de perfuração directa, tipo *Pleurocath*, quer pela técnica Seldinger, com cateter de *cauda de porco*. A drenagem tipo *Pleurocath* é um cateter intra-agulha, com bisel lacerante, selado num saco hermético (que é preenchido quando entra na cavidade pleural) e que não requer dissecação prévia da pele e tecido subcutâneo para a sua inserção. A drenagem pela técnica de Seldinger (como no caso dos cateteres de *cauda de porco*) envolve a inserção de um fio-guia e subsequente dilatação da entrada nos tecidos para introduzir o cateter. A utilização de cateteres de *cauda de porco* tem vindo a aumentar nos últimos anos, devido à sua fixação segura no paciente.

3. Cateter torácico de colocação directa: é um tubo de drenagem de maior calibre

do que os dois anteriores. A sua inserção requer um pequeno corte cirúrgico da pele e dissecção do tecido celular subcutâneo. Os tubos de ponta romba têm no seu interior um trocarte grosso que é removido uma vez que a pleura parietal tenha sido penetrada.

No caso de cateter de drenagem, fino ou grosso, é muito importante que o material seja flexível, com orifícios de drenagem na extremidade distal, de ponta embotada, e radio-opaco para localização na radiografia.

A localização dos pontos de inserção mais comuns são 2:

1. O segundo espaço intercostal, o lado torácico anterior, na Knea mid-clavicular (utilizado em caso de drenagem da agulha).

2. O quinto espaço intercostal, lado torácico lateral, Knea axilar anterior (para inserção de cateteres ou tubos de drenagem).

Figura I.9. Um esquema representativo de sistemas de drenagem combinados.

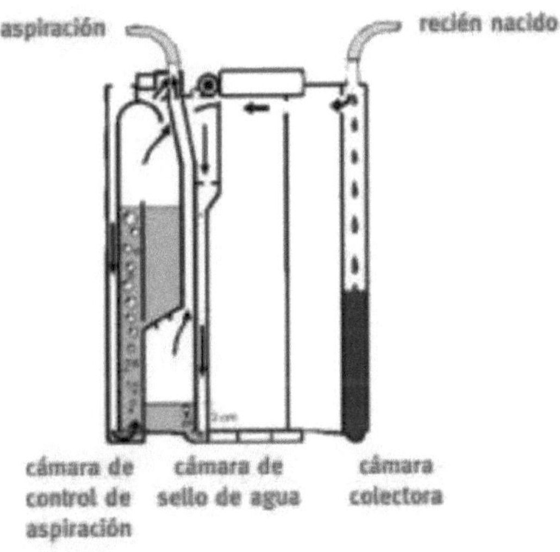

Fonte: Extraído de: Katczynski V, Chattas G, Quiroga A. 2012. Técnicas de revisão: Drenagem pleural. 15-20.

Em casos mais complexos, pode-se procurar uma inserção perto da área a ser drenada. As lesões no tecido mamário devem ser sempre evitadas. A inserção deve ser sempre acima do bordo superior da costela, a fim de evitar lesões no feixe intercostal do nervo vascular. A técnica de inserção é percutânea e a escolha do tubo e do seu calibre depende da paciente e do tipo de pneumotórax.

Figura II.9. B Esquema representativo dos sistemas combinados de drenagem
Partes de um dreno combinado
Ligação de recém-nascido
Fixação de transporte
Janela para a atmosfera
Válvula de segurança
Escala de controlo da pressão de aspiração
Coluna de enchimento de água para aspiração
Grande câmara de recolha
Escala de pressão de vedação à água
Diafragma auto-vedante

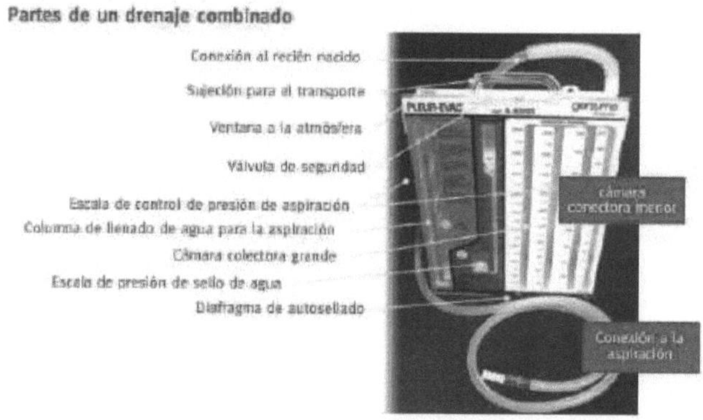

Fonte: Extraído de: Katczynski V, Chattas G, Quiroga A. 2012. Técnicas de revisão: Drenagem pleural. 15-20.

Qualquer que seja o tipo de drenagem utilizado, após inserção com medidas assépticas máximas, deve ser devidamente fixado e ligado a um dispositivo de armazenamento, com selo de segurança e controlo da pressão de sucção.

Este dispositivo é uma embalagem de drenagem estéril e tripartida, actualmente comercializada numa unidade de plástico e baseada no método das 3 garrafas.

Este dispositivo contém a câmara de recolha do conteúdo pleural (líquido ou ar), a vedação de água (permite que o líquido ou ar escape durante a expiração, mas impede o seu retorno durante a inspiração) e a câmara de sucção Hmite (um verdadeiro dispositivo de segurança de sucção que é instalado a partir da parede, permitindo que seja limitado à quantidade desejada: 10-12 cm de H_2O).

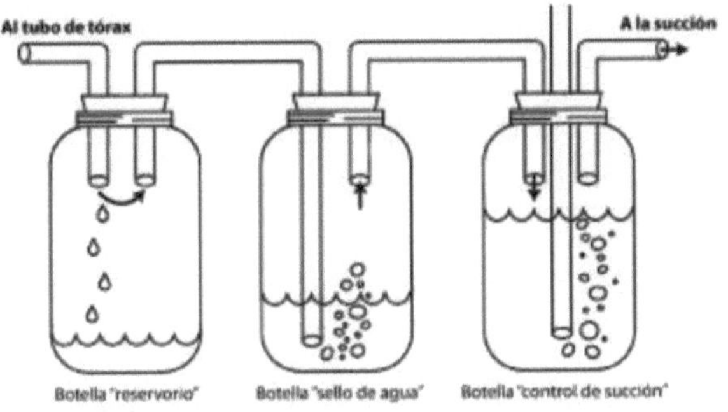

Sistema de tres frascos en el que se adiciona la botella para el control de la presión negativa

Fonte: Maria Estrada Masllorens (2012). Drenagem torácica fechada. ENFERMAGEM, 30, 54.

A analgesia é um ponto essencial na inserção do cateter ou do tubo de drenagem. A analgesia pode ser local ou subcutânea (lidocaína 0,5%) e/ou analgesia sistémica, com morfina (0,05-0,1 mg/kg/dose) ou fentanil (1-4 pg/kg/dose) por via intravenosa.

Fig. 9.D. Figura mostrando o procedimento de toracostomia.

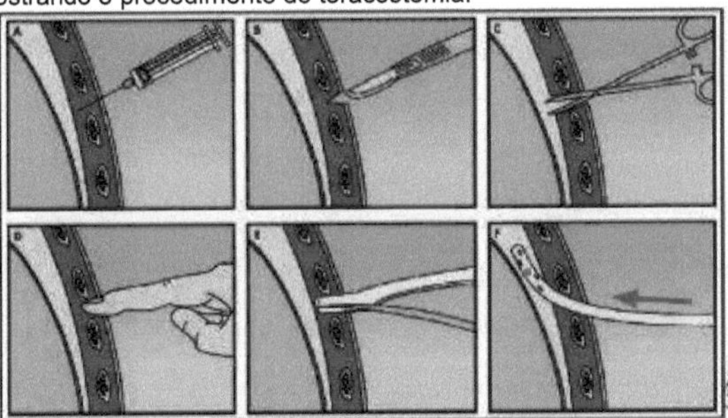

Fonte: Maria Estrada Masllorens (2012). Drenagem torácica fechada. ENFERMAGEM, 30, 5.

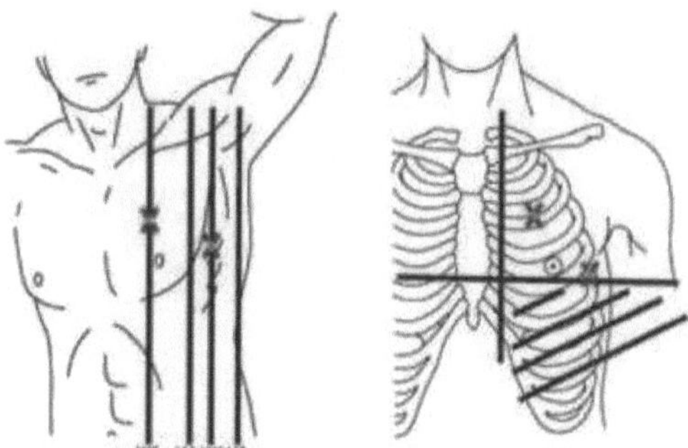

Fonte: Maria Estrada Masllorens (2012). Drenagem torácica fechada. ENFERMAGEM, 30, 54.

Deve ser feita uma radiografia do tórax após a inserção do dreno, a fim de identificar a posição e o seu bom funcionamento, e também para avaliar a evolução da imagem.

A drenagem de um pneumotórax não é isenta de possíveis complicações, como por exemplo:

❖ Saída do tubo torácico: cobrir imediatamente a ferida com gaze esterilizada embebida em vaselina.

❖ Enfisema subcutâneo.

❖ Sangramento do tubo de drenagem, em caso de lesão iatrogénica durante a inserção.

❖ *Ex-vacuo* edema pulmonar, se o pneumotórax esvaziar demasiado depressa.

❖ Falha de drenagem, devido a obstrução ou fuga de ar na pleura visceral (Battin M..,

MATERIAL E MÉTODOS

Foi realizado um estudo descritivo, transversal e prospectivo. A unidade de análise foram os registos dos recém-nascidos pré-termo e termo com ventilação mecânica que apresentaram barotrauma na unidade de cuidados intensivos neonatais do Hospital de Especialidades del Nino y de la Mujer de 1 de Novembro de 2015 a 31 de Outubro de 2016.

A amostra era não-probabilística e a amostragem foi feita de acordo com os seguintes critérios:

*Os **critérios de inclusão foram**: recém-nascidos a partir das 26 semanas de gestação, em ventilação mecânica e apresentando pneumotórax durante a VM.*

***Os critérios de exclusão** foram pacientes recém-nascidos com pneumotórax secundários à correcção de uma patologia cirúrgica, como o encerramento cirúrgico do canal arterial patente, plastfa esofágica e hérnia diafragmática.*

***Critérios de eliminação**: recém-nascido com malformações cardio-pulmonares.*

Foram analisadas as seguintes variáveis: sexo, peso, idade gestacional, Apgar, via de nascimento, aplicação de surfactante, patologia associada (síndrome de aspiração de mecónio, taquipneia transitória do recém-nascido, RDS, pneumonia, asfixia perinatal), lado de apresentação do pneumotórax (direita, esquerda e bilateral), pressão média das vias aéreas no momento do pneumotórax, tipo de gestão dada ao pneumotórax (mini- selagem e selagem pleural).

IV.1 Procedimento

Todos os registos de pacientes hospitalizados na unidade de cuidados intensivos neonatais que tinham ventilação mecânica e apresentavam pneumotórax foram revistos, analisados e os que tinham critérios de exclusão e eliminação foram eliminados, e os registos que preenchiam os critérios de inclusão foram introduzidos numa folha especial de recolha de dados.

IV. 2 Análise estatística

A análise estatística foi descritiva e bivariada de acordo com as variáveis do estudo. Foi criada uma base de dados em formato electrónico (Excel para Windows) e depois, com o apoio do SPSS V20, a análise univariada e bivariada foi realizada de acordo com as variáveis. Os resultados são apresentados em tabelas.

IV. 3 Aspectos Éticos

Este protocolo foi aprovado pelo Comité de Investigação da HENM e pelo Conselho de Investigação e Pós-graduação da Faculdade de Medicina da UAQ. Devido às características deste projecto, é considerado de risco mínimo.

RESULTADOS

De um total de 282 registos de recém-nascidos admitidos na UCIN durante o período de estudo, havia 23 pacientes (8,1%) com pneumotórax; contudo, 10 deles (3,5%) preenchiam os critérios de inclusão.

Destes dez pacientes (100%), quatro (40%) tinham um historial de asfixia perinatal, um com taquipneia transitória de recém-nascidos (10%), oito com SDR (80%), quatro com pneumonia (40%) e dois com síndrome de aspiração de mecónio (20%).

Figura V.1 Percentagem de patologia associada ao pneumotórax.

Patologia associada

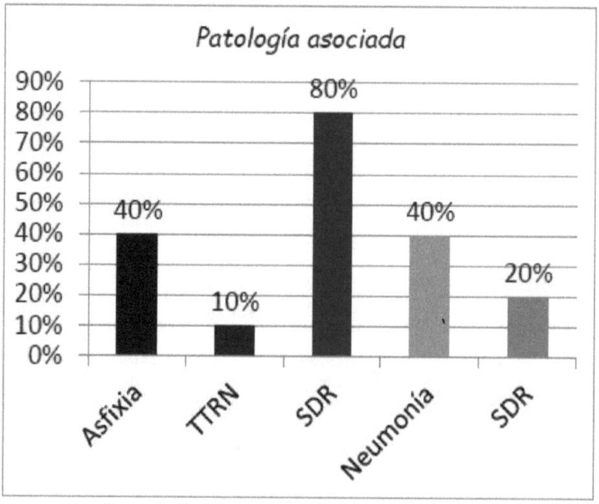

Fonte: Forma de recolha do projecto "Frequência do barotrauma e seus factores associados em recém-nascidos sobre ventilação mecânica na Unidade de Cuidados Intensivos Neonatais do Hospital de Especialidades del Nino y la Mujer de 01 de Novembro de 2015 a 31 de Outubro de 2016".

Sete (70%) foram administrados uma dose de surfactante nos primeiros 30 minutos de vida, seis deles para RDS e um para MAS. Em termos de sexo, três (30%) eram fêmeas com peso inferior a 1.000 gramas, uma (10%) pesava entre 1001g e 1.500g, uma (10%) pesava entre 2.501g e 3.000g e uma (10%) pesava mais de 3.000g. 1 (10%) do sexo masculino pesando menos de 1000 gramas (Ver Quadro IV.1).

Tabela V. I Relação entre aplicação de surfactante pulmonar, peso e sexo.

PESO (g.)	APLICAÇÃO DE SURFACTANTE PULMONAR NOS PRIMEIROS 30 MINUTOS DA VIDA			
	SIM		NÃO	
	MACHO	FÊMEA	FEMININO	MACHO
< 1000	1		--	
1001-1500	0	1	--	
1501-2000	0	0		
2501-3000	0	1	--	
> 3000	0	1		

Fonte: Formulário de recolha do projecto "Frequência do barotrauma e seus factores associados em recém-nascidos sobre ventilação mecânica na Unidade de Cuidados Intensivos Neonatais do Hospital de Especialidades del Nino y de la Mujer de 01 de Novembro de 2015 a 31 de Outubro de 2016".

De dez pacientes (100%) com pneumotórax, quatro (40%) eram homens pré-termo, cinco eram mulheres pré-termo (50%) e uma (10%) era uma paciente pré-termo feminina (ver Quadro IV.2).

Figura V.2 Relação entre sexo e peso dos doentes que receberam tensioactivo pulmonar surfactante.

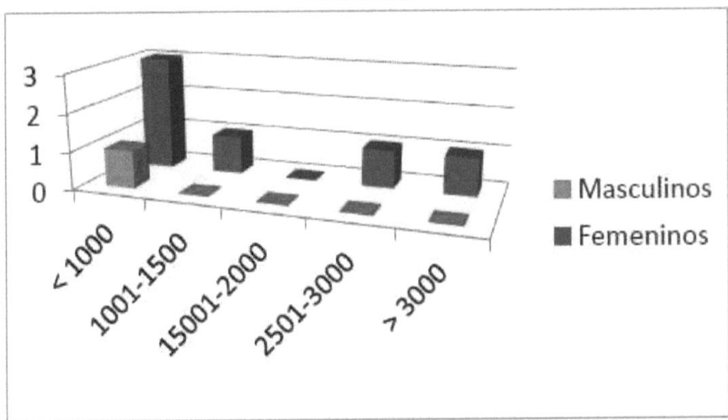

Fonte: Forma de recolha do projecto "Frequência do barotrauma e seus factores associados em recém-nascidos sobre ventilação mecânica na Unidade de Cuidados Intensivos Neonatais do Hospital de Especialidades del Nino y la Mujer de 01 de Novembro de 2015 a 31 de Outubro de 2016".

Sexo

Fonte: Folha de reflexão do projecto "Frequência do barotrauma e seus factores associados em recém-nascidos com ventilação mecânica na Unidade de Cuidados Intensivos Neonatais no Hospital de Especialidades del Nino y la Mujer de 01 de Novembro de 2015 a 31 de Outubro de 2016".
Outubro de 2016".

Quadro V.2 Idade gestacional e proporção de sexo

SEMANAS DE EDAD GESTACIONAL	SEXO	
	MASCULINO	FEMENINO
<32	1	3
33-37	3	2
>38	—	1

Fonte: Formulário de recolha para o projecto "Frequência do barotrauma e seus factores associados em recém-nascidos sobre ventilação mecânica na Unidade de Cuidados Intensivos Neonatais no Hospital de Especialidades del Nino y la Mujer de 01 de Novembro de 2015 a 31 de Outubro de 2016".
Outubro de 2016".

Figura V.4 Figura mostrando a relação entre a idade gestacional e o sexo.

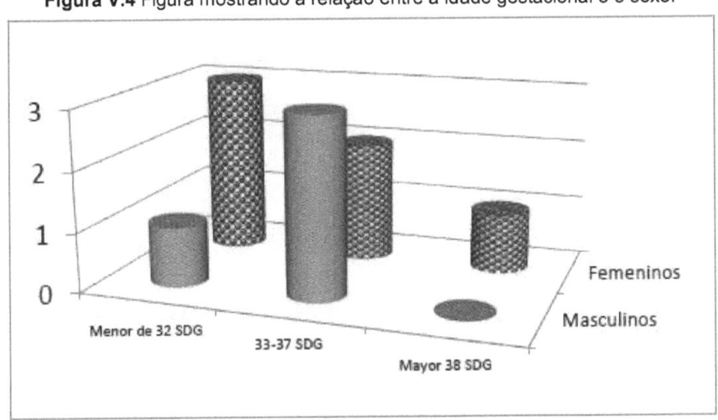

Fonte: Folha de reflexão do projecto "Frequência do barotrauma e seus factores associados em recém-nascidos sobre ventilação mecânica na Unidade de Cuidados Intensivos Neonatais no Hospital de Especialidades del Nino y la Mujer de 01 de Novembro de 2015 a 31 de Outubro de 2016".
Outubro de 2016".

Dos pacientes que tinham pneumotórax, sete foram administrados surfactante pulmonar, dos quais cinco (50%) foram encontrados como sendo pré-termo feminino, um (10%) pré-termo masculino, um (10%) pré-termo feminino; três (30%) pré-termo masculino não foram administrados surfactante pulmonar (ver Quadro IV.3).

Quadro V.3 Relação entre semanas de gestação, sexo e administração de surfactantes.

SEMANAS DE IDADE GESTACIONAL (SDG)	SEXO	FREQÜÊNCIA	Administração do surfactante pulmonar nos primeiros 30 minutos de vida	
			Sim	Não
<32	Sexo masculino	1	1	--
	Feminino			-
33-37	Sexo masculino		--	
	Feminino			-
>38	Sexo masculino	--	--	--
	Feminino	1	1	-

Fonte: Cedula de reflexão do projecto "Frecuencia de barotrauma y sus factores asociados en recien nacien nacidos con ventilación mecanica en la Unidad de Cuidados Intensivos Neonatales en el Hospital de Especialidades del Nino y la Mujer del periodo del 01 de Noviembre del 2015 al 31 de Octubre del 2016".

De sete pacientes com pneumotórax do pulmão direito, cinco (50%) foram encontrados como pré-termo com pressão média das vias aéreas inferior a 10 cmH2O e um (10%) com pressão média das vias aéreas superior a 10 cmH2O; um pré-termo com pressão média das vias aéreas superior a 10 cmH2O. (Ver Quadro IV.4).

Figura V.5 mostra a percentagem de PMVA no momento do pneumotórax do pulmão direito.

PMVA PULMÃO DIREITO

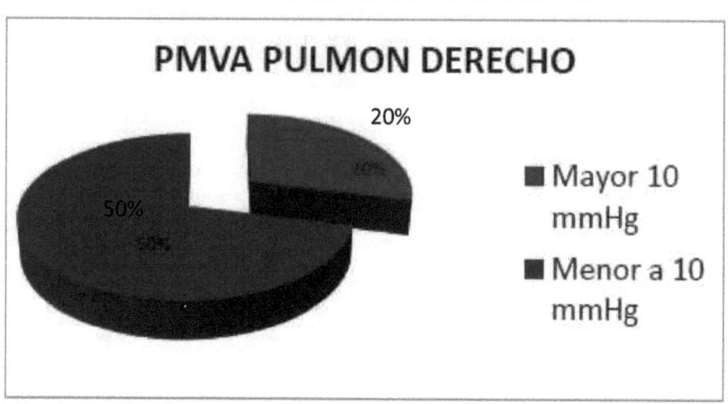

Fonte: Folha de recolha do projecto "Frequência do barotrauma e seus factores associados em recém-nascidos sobre ventilação mecânica na Unidade de Cuidados Intensivos Neonatais no Hospital de Especialidades del Nino y la Mujer de 01 de Novembro de 2015 a 31 de Outubro de 2016".
Outubro de 2016".

Tabela V.4 Relação entre PMVA (cm H2O) e semanas de gestação em doentes com pneumotórax pulmonar direito
pneumotórax do pulmão direito.

PMVA (cmH2O)	PNEUMOTÓRAX DO PULMÃO DIREITO		
	<32 SDG	33-37 SDG	>38 SDG
5	--	1	--
	1	-	-
		--	--
8	-	1	-
	--	--	--
10	-	-	-
	--	--	1
	-	1	-
	--	--	--
	-	-	-

Fonte: Folha de recolha do projecto "Frequência do barotrauma e factores associados em recém-nascidos ventilados mecanicamente na Unidade de Cuidados Intensivos Neonatais na Hospital de Especialidades del Nino y la Mujer de 01 de Novembro de 2015 a 31 de Outubro de 2016".
Outubro de 2016".

De sete (70%) doentes com pneumotórax de pulmão esquerdo, quatro (40%) foram encontrados a pré-termo e ocorreram com uma pressão média das vias aéreas inferior a 10 cmH2O, três com uma pressão média das vias aéreas superior a 10 cmH2O. (Ver Quadro IV.5).

Figura V.6 Percentagem de PMVA na altura do pneumotórax do pulmão esquerdo.

Pulmão esquerdo de PMVA

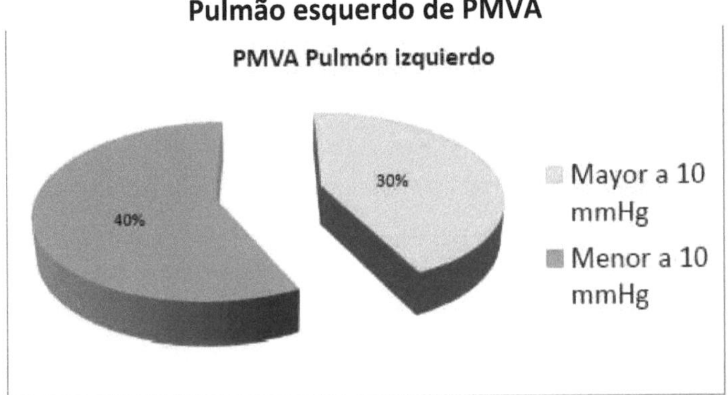

Fonte: Folha de recolha do projecto "Frequência do barotrauma e seus factores associados em recém-nascidos sobre ventilação mecânica na Unidade de Cuidados Intensivos Neonatais no Hospital de Especialidades del Nino y la Mujer de 01 de Novembro de 2015 a 31 de Outubro de 2016".
Outubro de 2016".

Tabela V.5 Relação entre PMVA (cm H2O) e semanas de gestação em doentes com pneumotórax pulmonar esquerdo pneumotórax pulmonar esquerdo.

PMVA (cmH2O)	<32 SDG	33-37 SDG	>38 SDG
5	1	----	
	-	1--	
	--	1--	
8	-		
	--	1--	
10	-		
	--	----	
	1		
	--	----	
	-	2--	

Fonte: Folha de recolha do projecto "Frequência do barotrauma e seus factores associados". em recém-nascidos ventilados mecanicamente na Unidade de Cuidados Intensivos Neonatais na Hospital de Especialidades del Nino y la Mujer de 01 de Novembro de 2015 a 31 de Outubro de 2016".

De sete doentes com pneumotórax de pulmão direito, dois (20%) doentes pré-termo com peso inferior a 1000 gramas apresentaram em menos de 24 horas de vida com PMVA inferior a 10 cmH2O, um (10%) pesando entre 2001 gramas e 2500 gramas nas primeiras 24 horas de vida com PMVA inferior a 10 cmH2O, e um (10%) doente pré-termo com peso entre 1001 e 1500 gramas nas primeiras 24 horas de vida com PMVA inferior a 10 cmH2O; um pré-termo com peso entre 1001 e 1500 gramas antes das 24 horas de vida com PMVA superior a 10 cmH2O, e um (10%) pré-termo com peso superior a 3.000 gramas com PMVA superior a 10 cmH2O. (Ver Quadro IV.6)

Tabela V.6 Relação entre peso, PMVA e duração da apresentação do pneumotórax do pulmão direito.

Pneumotórax e PMVA direito (cmH2O)

Peso/PMVA	5			8			10			
<1000	-	2 dias	1 dia	1 dia	--	--	--	--	--	--
1001-1500	-	- dias		-	-	-	-	22 hrs	-	-
1501-2000	-	--	--	--	--	--	--	--	--	--
2001-2501	1 dia	-	-	-	-	-	-	-	-	-
>3000	-	--	--	--	--	--	8 dias	--	--	--

Fonte: Forma de recolha do projecto "Frequência do barotrauma e seus factores associados em recém-nascidos sobre ventilação mecânica na Unidade de Cuidados Intensivos Neonatais do Hospital de Especialidades del Nino y la Mujer de 01 de Novembro de 2015 a 31 de Outubro de 2016".

De sete pacientes com pneumotórax de pulmão esquerdo, quatro (40%) apresentavam PMVA inferior a 10 cmH2O, dois (20%) pré-termo antes de 72 horas de vida, dois pré-termo após 72 horas de vida; três (30%) com PMVA superior a 10 cmH2O, um (10%) com peso inferior a 1.000 gramas, um (10%) com peso entre 1001-1500 gramas e um (10%) com peso superior a 3.000 gramas (Ver Quadro IV.7).

Tabela V.7 Relação entre peso, PMVA e duração da apresentação do pneumotórax pulmonar esquerdo.
esquerda.

Pneumotórax e PMVA esquerdo (cmH2O)			
Peso/PMVA	5	8	10
<1000	-- -- dias	-- 2 dias --	-- hrs -- --
1001-1500	-	- - - - -	- - - 1 dia
1501-2000	- dias	-- -- -- --	-- -- -- --
2001-2501	1 dia	- - - -	- - - -
>3000	-	-- -- -- -- --	-- -- -- dias

Fonte: Cedula de reflexão do projecto "Frecuencia de barotrauma y sus factores asociados en recien nacien nacidos con ventilacion mecanica en la Unidad de Cuidados Intensivos Neonatales en el Hospital de Especialidades del Nino y la Mujer del periodo del 01 de Noviembre del 2015 al 31 de Octubre del 2016".

De sete pacientes com pneumotórax do pulmão direito, verificou-se que um (10%) apresentava antes de 24 horas de vida, quatro (40%) entre 25 e 48 horas de vida, dois (20%) após 49 horas de vida. (Ver Quadro IV.8).

Tabela V.8 Rácio entre dias de vida (horas) e dias de vida de apresentação do pneumotórax direito.

Dias de vida de apresentação do pneumotórax (pulmão direito)	
Días de vida de presentación de neumotórax (pulmón derecho)	
Dias de vida postnatal (horas)	
<24	1
25- 48	4
>49	2

Fonte: Folha de reflexão do projecto "Frequência do barotrauma e seus factores associados em recém-nascidos com ventilação mecânica na Unidade de Cuidados Intensivos Neonatais na Hospital de Especialidades del Nino y la Mujer de 01 de Novembro de 2015 a 31 de Outubro de 2016".
Outubro de 2016".

Figura V.7 Muestra la relación entre días de vida (horas) y días de vida de presentación de neumotórax en pulmón derecho

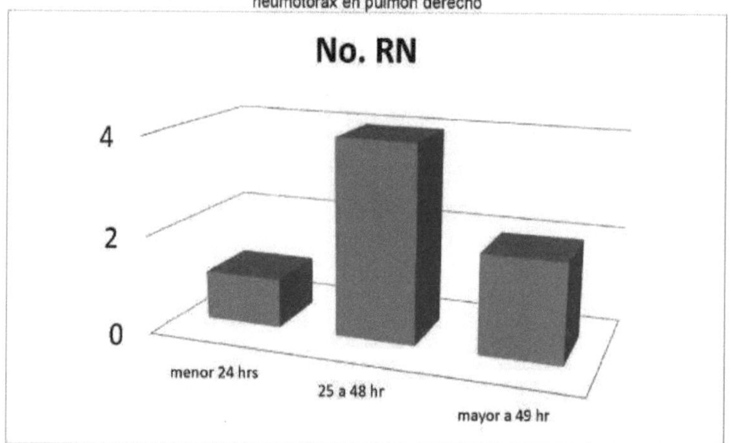

Fonte: Folha de recolha do projecto "Frequência do barotrauma e seus factores associados em recém-nascidos sobre ventilação mecânica na Unidade de Cuidados Intensivos Neonatais no Hospital de Especialidades del Nino y la Mujer de 01 de Novembro de 2015 a 31 de Outubro de 2016".
Outubro de 2016".

De sete pacientes com pneumotórax de pulmão esquerdo, verificou-se que um (10%) apresentava antes de 24 horas de vida, três (30%) entre 25 e 48 horas de vida, três (30%) após 49 horas de vida. (Ver Quadro IV.9).

Tabela V.9 Relação entre dias de vida (horas) e dias de vida de apresentação do pneumotórax pulmonar esquerdo. pulmão esquerdo.

Días de vida de presentación de neumotórax (pulmón izquierdo)	
Días de vida postnatal (horas)	
<24	1
25- 48	3
>49	3

Fonte: Forma de recolha do projecto "Frequência do barotrauma e seus factores associados em recém-nascidos sobre ventilação mecânica na Unidade de Cuidados Intensivos Neonatais do Hospital de Especialidades del Nino y la Mujer de 01 de Novembro de 2015 a 31 de Outubro de 2016".

Figura V. 8. Mostra a relação entre dias de vida (horas) e dias de vida de pneumotórax no pulmão esquerdo.

Pneumotórax no pulmão esquerdo.

N.º RN

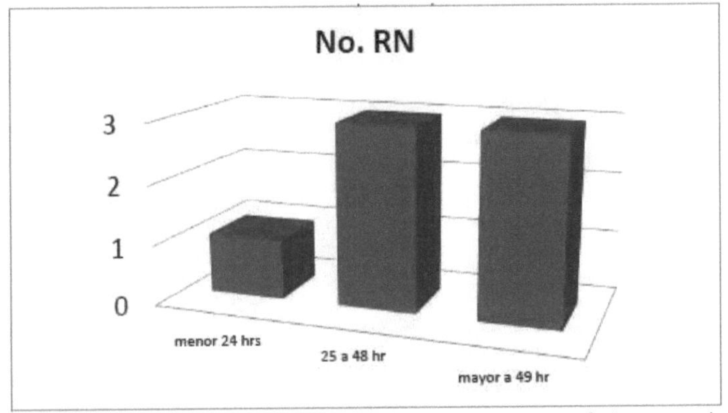

Fonte: Folha de recolha do projecto "Frequência do barotrauma e seus factores associados em recém-nascidos sobre ventilação mecânica na Unidade de Cuidados Intensivos Neonatais no Hospital de Especialidades del Nino y la Mujer de 01 de Novembro de 2015 a 31 de Outubro de 2016".
Outubro de 2016".

De sete pacientes com pneumotórax do pulmão direito, cinco (50%) apresentaram PMVA inferior a 10 cmH_2O: dois (20%) pacientes com resolução em menos de 72 horas; um (10%) com resolução aos 22 dias; dois (20%) sem resolução e que apresentaram morte. Dos doentes que apresentaram PMVA superior a 10 cmH_2O, um (10%) com resolução a 7 dias, um (10%) sem resolução com morte subsequente (ver Quadro IV.10).

Tabela V.10. Relação entre PMVA, dias de vida e tempo de resolução do pneumotórax do pulmão direito.

SIDE LEI — Evolução do pneumotórax e tempo de resolução								
PMVA/tempo vida.	<72 horas	3-5 <^as	6-8 dias	9-11 dias	12-14 <^as	15-17 <^as	22 <^as	Morte
5	1	--	--	--	--	--	--	--
	1	-	-	-	-	-	-	-
	-	--	--	--	--	--	1	1
8	-	-	-	-	-	-	-	1
	-	--	--	--	--	--	--	--
10	-	-	-	-	-	-	-	-
	-	--	1	--	--	--	--	--
	-	-	-	-	-	-	-	1
	-	--	--	--	--	--	--	--
	-	-	-	-	-	-	-	-

Fonte: Forma de recolha do projecto "Frequência do barotrauma e seus factores associados em recém-nascidos sobre ventilação mecânica na Unidade de Cuidados Intensivos Neonatais do Hospital de Especialidades del Nino y la Mujer de 01 de Novembro de 2015 a 31 de Outubro de 2016".

De sete pacientes com pneumotórax de pulmão esquerdo, dois (20%) pacientes tiveram PMVA inferior a 10 cmH2O com resolução entre 3 e 11 dias; um (10%) com resolução a 18 dias; um (10%) sem resolução e morte. Dos doentes que apresentaram PMVA superior a 10 cmH2O, três (30%) não tiveram resolução com morte subsequente (ver Quadro IV.11).

Tabela V.11. Relação entre PMVA, dias de vida e tempo para a resolução do pneumotórax pulmonar esquerdo.
esquerda.

SIDE ESQUERDAO — Evolução do pneumotórax e tempo de resolução.								
PMVA/tempo vida.	<72 horas	3-5 <^as	6-8 dias	9-11 dias	12-14 <^as	15-17 <^as	<^as	Morte
5	--	1	--	--	--	--	1	--
	-	-	-	1	-	-	-	-
	--	--	--	--	--	--	--	--
8	-	-	-	-	-	-	-	-
	--	--	--	--	--	--	--	1
	-	-	-	-	-	-	-	-
	--	--	--	--	--	--	--	--
	-	-	-	-	-	-	-	1
	--	--	--	--	-	--	--	--
	-	-	-	-	-	-	-	-

Fonte: Forma de recolha do projecto "Frequência do barotrauma e seus factores associados em recém-nascidos sobre ventilação mecânica na Unidade de Cuidados Intensivos Neonatais do Hospital de Especialidades del Nino y la Mujer de 01 de Novembro de 2015 a 31 de Outubro de 2016".

DISCUSSÃO

A prematuridade é uma das patologias pediátricas que representam um problema nos cuidados médicos devido à morbilidade que os bebés prematuros têm de acordo com a sua idade gestacional.

Para a OMS, uma criança prematura é uma criança com menos de 37 semanas de idade gestacional e, de acordo com as semanas de gestação, são classificadas como pré-termo tardio aquelas entre 32 e 36 semanas.6 semanas de gestação; o outro grupo, o muito prematuro com semanas entre 28 e 32 e o extremamente prematuro com menos de 28 semanas de idade gestacional que, de acordo com o local de cuidados e os recursos do mesmo, está ligado à sua sobrevivência, uma vez que no primeiro mundo ou países industrializados a taxa de sobrevivência pode chegar aos 90%.

Nos países industrializados pode chegar a atingir 90% de sobrevivência.

A OMS (2010) informou que os países com taxas de nascimento pré-termo superiores a 15% eram: Malawi, Congo, Comores, Zimbabué, Guiné Equatorial, Gabão, Paquistão, Indonésia, Mauritânia e Botswana.

Parte deste problema foi resolvido através da aplicação de tensioactivos exógenos e uma medida de apoio é a administração de corticosteróides pré-natais.

O compromisso respiratório que a maioria dos bebés prematuros apresenta e, portanto, necessitam de assistência ventilatória, uma vez que apresentam síndrome de desconforto respiratório cuja etiologia é uma quantidade e/ou qualidade deficiente de surfactante, o que é essencial para que o recém-nascido alcance uma respiração autónoma.

Em resposta a este problema nos anos 60 e 70, a ventilação mecânica foi introduzida nas unidades de cuidados intensivos neonatais, melhorando o prognóstico dos recém-nascidos com problemas respiratórios.

No entanto, como a sobrevivência de recém-nascidos pré-termo de peso muito baixo (que anteriormente morreram nos primeiros dias de vida extra-uterina) aumentou, as complicações da ventilação assistida, como o barotrauma, aumentaram (Villarreal EJ, 1997).

No nosso estudo encontrámos uma frequência de 3,5%, 10 pacientes que preenchem os critérios de inclusão com pneumotórax em 282 pacientes, com uma taxa de 35,4.

No estudo de Villarreal et al. (1997), foi encontrada uma frequência de pneumotórax de 9,5%, com uma incidência de 0,14% (57 pneumotórax em 40.256 recém-nascidos vivos), Ávila (2000), encontrou uma frequência de 4,5%, de 1.368 pacientes, 63 tinham barotrauma.

Uma frequência muito baixa é mencionada no estudo de Barrera et al. (1985), 12 casos (0,047%) de um total de 2.528 pacientes durante um período de 2 anos. Outro estudo refere uma frequência mais elevada de 35,6%, 26 casos num total de 73 pacientes (Carballo, 2010).

No nosso estudo verificou-se que em 10 pacientes com pneumotórax em 3 (30%) pacientes estava localizado no lado direito e em outros 3 (30%) pacientes no lado esquerdo e no lado bilateral em 4 pacientes (40%); no estudo de Guzman et al. (2008), verificou-se que de 23 pacientes com pneumotórax, estava localizado no hemitórax esquerdo em 8 recém-nascidos (34,78%), no hemitórax direito em 14 recém-nascidos (60,86%) e em ambos os hemitóraxes em 1 recém-nascido (4,47%). No estudo de Barrera et al. (1985), dos 12 casos, 3 (52%) eram bilaterais e em 8 casos unilaterais (60%). Villarreal EJ, 1997, encontrou pneumotórax do pulmão direito em 43,5% dos casos. Avila RR, 2000, relata no seu estudo uma frequência de envolvimento do hemitórax direito em 66% dos casos.

Em relação às mortes no nosso estudo, cinco pacientes (50%) morreram sem resolução de neomotororax antes de 24 horas de vida, dos quais dois eram do sexo feminino e três do sexo masculino.

Cinco pacientes foram resolvidos e tiveram alta sem complicações. No estudo de Barrera et al. (1985), é relatado que de 12 pacientes, 5 (40%) morreram antes do terceiro dia de vida e 7 (58%) sobreviveram e tiveram alta. Villarreal et al. (1997) encontraram uma taxa de mortalidade de 88,4% em doentes com pneumotórax. Ávila (2000) relata uma mortalidade de 6,8%. Boccarato (2004) relata uma mortalidade de 38%. Rodriguez et al. (1986) relatam uma mortalidade de 59,3% (32/54).

De acordo com o tempo de apresentação do pneumotórax, o nosso estudo revelou que seis pacientes (60%) apresentavam pneumotórax antes de 72 horas de vida e quatro (40%) após 72 horas de vida.

Dos 10 casos, o pneumotórax foi diagnosticado em 3 (30%) casos antes das 24 horas de vida e em 7 (70%) casos após 24 horas de vida.

Tapia et al. (2012), relata que houve um significado significativo de PMVA superior a 10 cmH2O com p<0,05. No nosso estudo verificou-se que seis pacientes tinham PMVA inferior a 10 cmH2O com idades gestacionais de 26, 28, 29, 33, 34 e 35 semanas de gestação; e em quatro pacientes (40%) mais de 10 cmH2O com idades gestacionais de 26, 33, 36 e 40 semanas de gestação.

Quanto à idade gestacional no nosso estudo, verificou-se que a idade média de gestação era de 32 ± 4,6 semanas de gestação. A idade gestacional mínima foi de 26 semanas e a idade gestacional máxima foi de 40 semanas.

No estudo de Guzman (2008) a idade média gestacional foi de 35,25 ± 2,49 semanas. No estudo de Villarreal et al. (1997), a idade gestacional média foi de 32 ± 3,9 semanas, com um intervalo de 27 a 43 semanas.

Ávila (2000) descobriu que a idade gestacional média era de 34,6 ± 4,7 semanas. Boccarato (2004), relata uma média de idade gestacional de 32 ± 4,6 semanas. Candiani (2007), com uma média de idade gestacional de 35 ± (28-42 semanas).

Soto (2013) encontrou uma idade gestacional média de 31,2 ± 2,5 semanas. No nosso estudo, três (30%) das pacientes foram entregues por via vaginal e sete (70%) por cesariana.

Neste estudo, quatro (40%) eram homens e seis (60%) eram mulheres. Destes, o sexo feminino apresentou pneumotórax bilateral em 30% com uma idade gestacional inferior a 34 semanas, 20% no lado direito com uma idade gestacional de 28 e 40 semanas e 10% no lado esquerdo com uma idade gestacional de 26 semanas.

Dos machos apenas 10% bilateralmente com uma idade gestacional de 35 semanas, 20% do lado esquerdo com uma idade gestacional inferior a 36 semanas e 10% do lado direito com uma idade gestacional de 26 semanas.

No estudo de Barrera et al. (1985), dos 12 casos, 7 (58%) eram do sexo masculino e 5 (40%) do feminino. No estudo de Guzman (2008), 13 (56,2%) dos recém-nascidos eram do sexo masculino. Carballo (2010) relata uma predominância masculina de 67%. Lopez (2007) encontrou uma frequência de 45,2% (19/42) nas fêmeas e 54,8% nos machos (23/42). Soto (2013), encontrou uma frequência de 53% de casos em machos.

De acordo com a pontuação do Apgar, verificou-se que em 7 (70%) pacientes o Apgar aos 5 minutos era superior a 8 pontos, num (10%) paciente 7 pontos e noutro paciente zero pontos.

No estudo de Barrera et al. (1985), de 12 casos, todos os 12 (100%) tinham um Apgar aos 5 minutos de 7, com um historial de sofrimento fetal. Villarreal (1997) relata um Apgar médio a 5 minutos de 7,0 ± 1,7. Rodriguez (1986) relata 68% (37/54) com Apgar a menos de 3 a 5 minutos.

Em termos de patologia, verificou-se que em oito pacientes (80%) a patologia associada era a SDR, em quatro (40%) asfixia perinatal, em um (10%) doente NRTE, em quatro (40%) doentes pneumoma, em dois (20%) doentes MAS, uma vez que muitos dos nossos doentes tinham mais de uma patologia. Ávila (2000) descobriu que os diagnósticos concomitantes eram de doença da membrana hialina e síndrome de aspiração de mecónio. Rodriguez et al. (1986), descobriram que a asfixia foi encontrada em 68,4% dos doentes.

No presente estudo observou-se que todos (100%) foram tratados com mini-selagem pleural e depois selagem pleural com tubo de toracostomia.

A frequência do pneumotórax é baixa na unidade de cuidados intensivos neonatais.

Os riscos mais importantes na história perinatal foram a prematuridade e o baixo peso à nascença.

A patologia associada ao pneumotórax era RDS e asfixia perinatal.

Todos os doentes foram submetidos a uma mini-selagem e subsequente colocação do tubo torácico.

50% dos doentes morreram como complicação do pneumotórax, dos quais 2 (20%) morreram bilateralmente, 2 (20%) do lado esquerdo, 1 (10%) do lado direito.

Não houve diferença na aplicação do surfactante pulmonar e na presença de pneumotórax.

Não foi encontrada qualquer relevância em PMVA maior ou menor que 10 cmH2O.

BIBLIOGRAFIA

Ávila, R., Yunes, L., Naranjo, C., Sanchez, D., & Velázquez, D., (2000). Volutrauma em recém-nascidos sobre ventilação mecânica convencional. *Arch Investigation Pediatrica México*, 2; 305-308.

Baumann, M., Strange, C., Heffner, J., Light, R., Kirby, T., Klein, J., Luketich, J., Panacek, E., & Sahn, S. (2001). Management of spontaneous pneumothorax: an American College of Chest Physicians Delphi consensus statement. *Tórax*, 119; 590-602.

Bhutta T, Ohlsson A. (2003). Revisão sistemática e meta-análise da dexametasona pós-natal precoce para a prevenção da doença pulmonar crónica. *Análises Pediatria, 59;* 376-384.

Bonillo, A., Perales, M. Gonzalez, M., Acosta, L., & Delgado, J., (2003,). Ventilação mecânica neonatal. *An Pediatr (Barc)*, 59; 376-384.

Boom J, Battin M. (2007, Janeiro). Radiografias torácicas após a remoção de drenos torácicos em recém-nascidos: benefício clínico ou prática comum? *Arch Dis Child Fetal Neonatal.* 92: 46-48.

Canela M., Esquinas C. (2013). Manual Separ de procedimientos. Barcelona: Novartis.

Centelles I., Lazaro M., Alberola A., Escorihuela A., (2008) De guardia en neonatolog^a. Madrid: Ergon.

Flores N., (2006). Barotrauma na fase neonatal. *Rev. Hospital Gral Dr. M Gea Gonzalez*, 7; 22-26.

Henry M, Arnold T & Harvey J. (2003). Pleural Diseases Group, British Thoracic Society Standards of Care Committee. *BTS guidelines for the management of spontaneous pneumothorax*. 58; 39-52.

Klimek, J., Morley, C., Lau, R., & Davis, P. (2006). A medição da função respiratória melhora a ventilação neonatal? *J Paediatr Child Health*. 3; 140142.

Lopez, C., Soto, P., Gutierrez, C., Rodriguez, W., & Udaeta M. (2007). Complicações da ventilação mecânica em recém-nascidos. *Acta Pediatrica de Mexico*. 28; 63-68.

Montgomery, M., (1998). Ar e líquido no espaço pleural. Nas desordens do tracto respiratório em crianças de Kendig. *J Paediatr Child Health*. 5 ; 389-411.

Ngerncham, S., Kittiratsatcha, P., Pacharn, P., (2005). Factores de risco de pneumotórax durante as primeiras 24 horas de vida. *J Med Assoc Thai*. 88; 135-141.

Orlowski, J., Ellis, N., Amin, N., (1980). Complicações de intrusão de vias aéreas em

100 casos consecutivos numa UCI pediátrica. *Critérios de Cuidados Med.* 8; 324-331.

Porta, Y., Campos, A., Porta, L., Morales, D., Ruiz, S., (2009). Análise da morbilidade e mortalidade em recém-nascidos com peso inferior a 1500g. Rev. *Cubana Pediatr,* 4;81.

Rivera, R., Tibballs, J., (1992). Complicações da intubação endotraqueal e da ventilação mecânica em bebés e crianças. *Crit Care Med.* 20; 193199.

Sainz, M., (2013) Actualização sobre pneumotórax. *Rev Cubana Cir* 52; 63-77.

SoKs, S., Mantecon, F., (2013). Tratamento de fugas de ar em neonatologia. *Ann Pediatr Contin.* 11; 350-351.

Soto, P., Sarmiento, P., Crespo, C., Suarez, G., (2016), Morbidade e mortalidade em recém-nascidos sujeitos a ventilação mecânica. *Bol. Med Hospital Infantil Mex,* 73;318-324.

Tapia, R., Quezada, C., Uscanga, C., Aguilar, S., Castillo, P., (2012, Setembro-Outubro), Parâmetros de ventilação mecânica associados ao barotrauma numa unidade de cuidados intensivos neonatais. *Revista Investigation Clinica.* 64; 407-419.

Trevisanuto, D., Doglioni, N., Ferrarese, P., Vedovato, S., Cosmi, F., & Zanardo, V., (2005), Neonatal pneumotórax: comparação entre transferências neonatais e recém-nascidos. *J Perinat Med,* 33; 449-454.

Villarreal, E., (1997), Pneumotórax durante a gestão ventilatória na unidade de cuidados intensivos neonatais do Hospital del Nino. *Rev Hospital del Nino,* 15; 94-100.

Walsh, W., Hazinski, T., (1996). Displasia Broncopulmonar. Cuidados Intensivos do Feto e Neonatal. *Pediatria Anal,* 5; 64.

Kaczynski, V., Chattas, G., Quiroga, A., (2012). Técnicas de revisão: Drenagem pleural.15-20.

APÊNDICE

Anexo IX.1 Carta de aprovação do Comité Hospitalar.

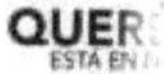
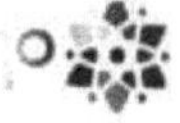
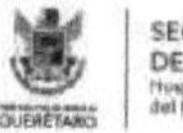

COMITÉ DE INVESTIGACION
ITAL DE ESPECIALIDADES DEL NIÑO Y LA MUJER

DICTAMEN

El H. Comité de Inv... n del Hospital de especialidades del Niño y la Mujer de Querétaro, después de haber evaluado ... ocolo de Tesis: "INCIDENCIA DE NEUMOTORAX Y SUS FACTORES ASOCIADOS EN ... ES RECIEN NACIDOS MANEJADOS CON VENTILACION MECANICA EN LA UCIN DEL H... DE NOV DE 2015 AL 31 DE OCT DE 2016"

INVESTIGADO... DRA. SANJUANA VIRIDIANA RAYAS ONTIVEROS.

DIRECTOR DE T. DRA. MARIALOURDES RAMIREZ BALDERAS

DR. NICOLAS CAMACHO CALDERON

NUMERO DE R... 062/20-09-2016/RESID. PED. HENM

Ha sido: ————

———————— APROBADO ————————

Así mismo le con... ue al realizar este proyecto, adquiere el compromiso ineludible de informar a este Comité ... le su proyecto, y en la publicación de este compartir créditos con la Secretaria de Sal... o de Querétaro.

El presente Dict... en la ciudad de Santiago de Querétaro, Qro. A los siete días del mes de Septiembre de...

Dr. Manuel Alc...
Director del Hos...
Del Niño y la M...

alidades
ro.

Dr. Luis Nelson Bautista Garcia
Jefe de Enseñanza e Investigación
Del HENM.

C.c.p. Archivo

QUERÉ...
GOBIERNO D...

Anexo IX.2. formulário de recolha de informações

FOLHA DE RECOLHA DE DADOS.

FOLHA DE RECOLHA DE DADOS

* Informações gerais sobre o recém-nascido

Iniciais id.

EXPEDIENTE:	Data de entrada:		Data de nascimento:	
1.- Sexo		a.- Homem	b.- Feminino	
2.- Idade gestacional				
a) 26	b) 27	c) 28	d) 29	e) 30
f) 31	g) 32	h) 33	i) 34	j) 35
k) 36	l) 37	m) 38	n) 39	o) 40
p) 41				
3.- Peso Grs				
4. Apgar aos 5 minutos				
a) 3	b) 4	c) 5	d) 6	f) 7
g) 8	h) 9			
5.-Tipo de entrega				
a) Entrega de Cesarean	b) ENTREGA VAGINAL EUTOCICO	c) ENTREGA VAGINAL DISTOCICO	d) ENTREGA COM FORCEPS	
6.- Administração de surfactantes pulmonares		a) Se	b) Não	
7.- Patologia associada				
a) DSE	(b) SAM	c) Pneumonia	d) Asfixia	(e) TTRN
8.- Prematuridade (SDG)	a) - extremo	b) - moderado	c) - suave	
Parâmetro ventilatório				
9.- PMVA na altura do pneumotórax				
10.- Lado de apresentação do pneumotórax				
1. Lado direito	2. Lado esquerda	3. Bilateral		
11.- Complicação associada ao pneumotórax				
a) Fístula Pleuropulmonar	b) Desemprego cardiorespiratório.	c) Morte		

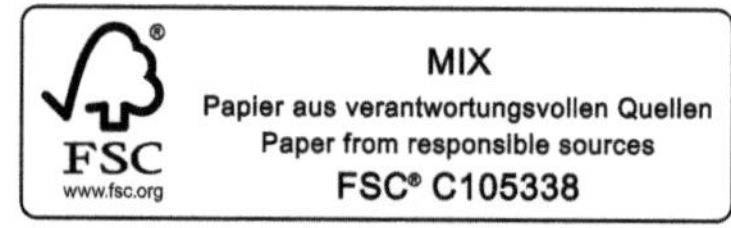

Printed by Books on Demand GmbH, Norderstedt / Germany